Mes recettes vegan à la mijoteuse

**85 recettes vegan faciles et délicieuses
en moins de 10 min de préparation**

ANNA GAINES

Table des matières

Introduction

Le véganisme n'est pas si complexe ! C'est l'un des modes de vie les plus sains qui existent !

Le végétalisme peut être un grand pas à franchir dans votre régime alimentaire et peut être décourageant. Mon but dans ce livre est de rendre les choses aussi faciles que possible, avec des recettes faciles à préparer.

La mijoteuse peut être votre génie magique, qui fait le travail pour vous pendant que vous dormez ou que vous avez d'autres choses à faire. Vous ajoutez tous vos ingrédients, vous laissez la mijoteuse cuire pendant quelques heures vous revenez pour un repas prêt à manger. Vous économisez du temps, de l'énergie, de l'argent et, surtout, vous servez des aliments sains et délicieux à votre famille.

La particularité d'une mijoteuse est qu'elle ne se contente pas de cuire les aliments sans les entretenir, mais qu'elle les maintient également très chauds jusqu'à ce que vous soyez prêt à les servir.

Dans ce livre de cuisine, vous trouverez quelques-unes des meilleures recettes vegan à la mijoteuse pour des soupes qui réchauffent l'âme, des plats principaux gastronomiques, des plats de haricots, de céréales et de légumes inspirants et de délicieux desserts pour satisfaire votre envie de friandises.

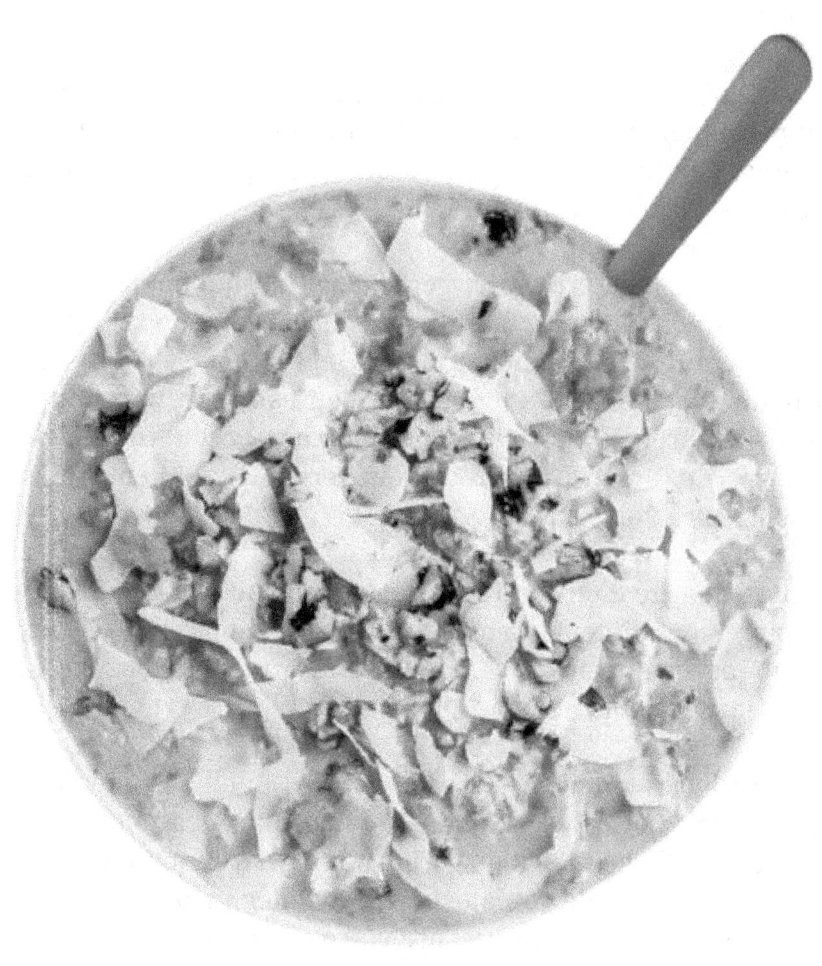

Petits-déjeuners

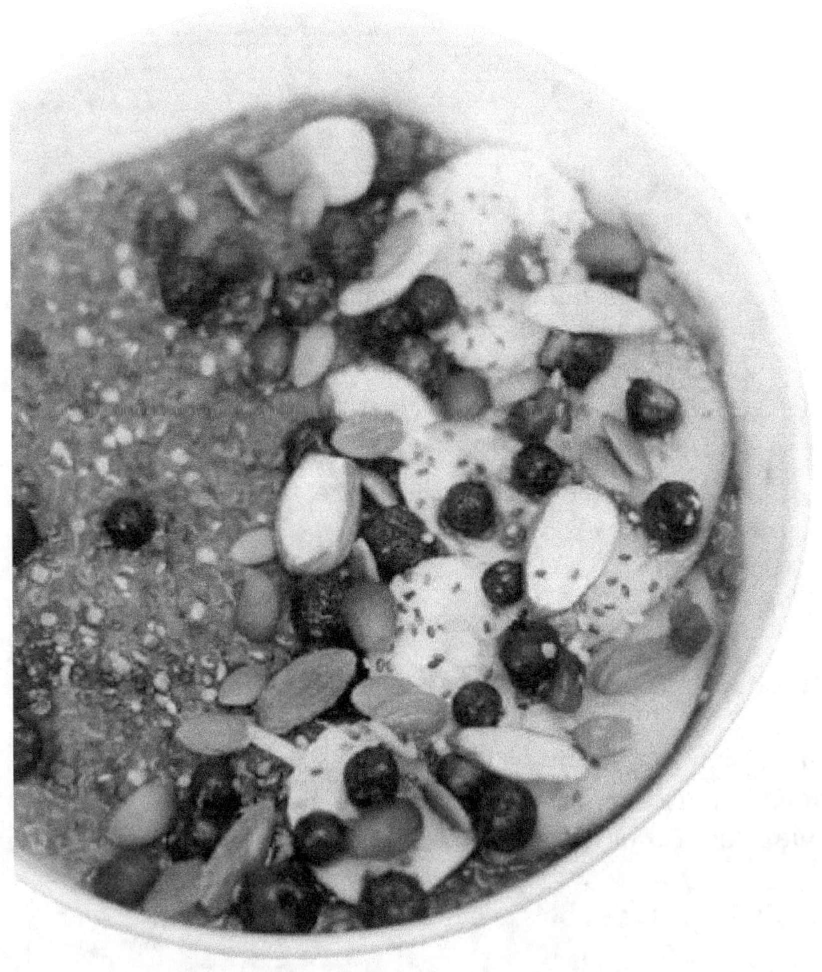

Délicieux plat d'avoine

Temps de préparation : 10 minutes
Temps de cuisson : 6 heures
Portions : 4

Ingrédients

- 3 tasses d'eau
- 3 tasses de lait d'amande
- 1½ tasse d'avoine concassée
- 4 dattes, dénoyautées et hachées
- 1 cuillère à café de cannelle moulue
- 2 cuillères à soupe de sucre de coco
- ½ cuillère à café de gingembre en poudre
- Une pincée de noix de muscade, moulue
- Une pincée de clous de girofle, moulus
- 1 cuillère à café d'extrait de vanille

Préparation

Mettez de l'eau et du lait dans votre mijoteuse et remuez.

Ajoutez l'avoine, les dattes, la cannelle, le sucre, le gingembre, la noix de muscade, les clous de girofle et l'extrait de vanille, remuez, couvrez et faites cuire à feu doux pendant 6 heures.

Répartissez dans des bols et servez au petit-déjeuner.

Petit-déjeuner aux poires

Temps de préparation : 10 minutes
Temps de cuisson : 9 heures
Portions : 2

Ingrédients

- 1 poire, évidée et hachée
- ½ cuillère à café d'extrait d'érable
- 2 tasses de lait de coco
- ½ tasse d'avoine concassée
- ½ cuillère à café d'extrait de vanille
- 1 cuillère à soupe de stévia
- ¼ tasse de noix, hachées pour servir

Préparation

Vaporisez votre mijoteuse avec un peu de spray de cuisson et ajoutez du lait de coco, l'extrait d'érable, l'avoine, la poire, la stévia et l'extrait de vanille, remuez, couvrez et faites cuire à feu doux pendant 9 heures.

Remuez à nouveau vos flocons d'avoine, répartissez-les dans les bols du petit-déjeuner et servez-les avec des noix hachées sur le dessus.

<u>Bols de pain perdu</u>

Temps de préparation : 10 minutes
Temps de cuisson : 5 heures
Portions : 4

Ingrédients

- 1½ tasse de lait d'amande
- 1 tasse de crème de noix de coco
- 1 cuillère à soupe d'extrait de vanille
- ½ cuillère à soupe de cannelle en poudre
- 2 cuillères à soupe de sirop d'érable
- 2 pommes, évidées et coupées en cubes
- ½ tasse de canneberges séchées
- 450 g de pain végétalien, coupé en cubes

Préparation

Vaporisez votre mijoteuse d'un peu de spray de cuisson et ajoutez le pain.

Ajoutez également des canneberges et des pommes et remuez doucement.

Ajoutez le lait, la crème de noix de coco, le sirop d'érable, l'extrait de vanille et la cannelle en poudre.

Remuez, couvrez et faites cuire à feu doux pendant 5 heures.

Répartissez dans des bols et servez aussitôt.

Gruau de carottes

Temps de préparation : 10 minutes
Temps de cuisson : 7 heures
Portions : 3

Ingrédients

- 2 tasses de lait de coco
- ½ tasse de flocons d'avoine
- 1 tasse de carottes, hachées
- 1 cuillère à café de cardamome moulue
- Une pincée de safran
- Quelques pistaches hachées

Préparation

Vaporisez votre mijoteuse avec un peu de spray de cuisson et ajoutez du lait de coco.

Ajoutez également de l'avoine, des carottes, de la cardamome et du safran.

Remuez, couvrez et faites cuire à feu doux pendant 7 heures.

Remuez à nouveau les flocons d'avoine, répartissez-les dans des bols et servez-les avec des pistaches hachées sur le dessus.

Beurre de myrtille

Temps de préparation : 10 minutes
Temps de cuisson : 6 heures
Portions : 12

Ingrédients

- 5 tasses de purée de myrtilles
- 2 cuillères à café de cannelle en poudre
- Zeste d'un citron
- 1 tasse de sucre de coco
- ½ cuillère à café de noix de muscade moulue
- ¼ cuillère à café de gingembre moulu

Préparation

Mettez les myrtilles dans votre mijoteuse, couvrez et faites cuire à feu doux pendant 1 heure.

Remuez votre purée de myrtilles, couvrez et faites cuire à feu doux pendant 4 heures de plus.

Ajoutez le sucre, le gingembre, la noix de muscade et le zeste de citron, remuez et faites cuire à feu vif à découvert pendant 1 heure de plus.

Répartissez dans des bocaux, couvrez-les et conservez-les au froid jusqu'au moment de les servir au petit-déjeuner.

Beurre de citrouille

Temps de préparation : 10 minutes
Temps de cuisson : 4 heures
Portions : 5

Ingrédients

- 2 cuillères à café de cannelle en poudre
- 4 tasses de purée de citrouille
- 1¼ tasse de sirop d'érable
- ½ cuillère à café de noix de muscade
- 1 cuillère à café d'extrait de vanille

Préparation

Dans votre mijoteuse, mélangez la purée de citrouille avec le sirop d'érable et l'extrait de vanille, remuez, couvrez et faites cuire à feu vif pendant 4 heures.

Ajoutez la cannelle et la muscade, remuez, répartissez dans des pots et servez au petit-déjeuner !

Petit-déjeuner au quinoa

Temps de préparation : 10 minutes
Temps de cuisson : 8 heures
Portions : 4

Ingrédients

- 2 tasses d'eau
- 1 tasse de lait de coco
- 2 cuillères à soupe de sirop d'érable
- 1 tasse de quinoa, rincée
- 1 cuillère à café d'extrait de vanille
- Baies pour servir

Préparation

Mettez l'eau dans votre mijoteuse.

Ajoutez le lait, le sirop d'érable et le quinoa, remuez, couvrez et faites cuire à feu doux pendant 8 heures.

Mélangez un peu de quinoa, divisez-le en bols, ajoutez l'extrait de vanille, remuez et servez avec vos baies préférées par-dessus.

Pain aux bananes

Temps de préparation : 10 minutes
Temps de cuisson : 4 heures
Portions : 6

Ingrédients

- 3 bananes, pelées et écrasées
- 1 cuillère à café de levure chimique
- ½ cuillère à café de bicarbonate de soude
- 2 tasses de farine de blé complet
- 1 tasse de sucre de palme
- 2 cuillères à soupe de farine de lin + 1 cuillère à soupe d'eau
- ½ tasse de beurre de noix de coco, fondu

Préparation

Dans un bol, mélangez le sucre avec la farine, le bicarbonate de soude et la levure chimique, puis remuez.

Ajoutez la farine de lin mélangée à l'eau, au beurre et aux bananes, remuez bien et versez le mélange dans une casserole ronde graissée adaptée à votre mijoteuse.

Placez la casserole dans votre mijoteuse, couvrez et faites cuire à feu doux pendant 4 heures.

Laissez votre pain refroidir, coupez-le et servez-le au petit-déjeuner.

Poudding au tapioca

Temps de préparation : 10 minutes
Temps de cuisson : 2 heures
Portions : 6

Ingrédients

- 4 tasses de lait de coco
- ½ tasse de perles de tapioca
- 1 cuillère à café d'extrait de vanille
- 2 cuillères à café d'extrait d'orange

Préparation

Mettez du lait de coco dans votre mijoteuse.

Ajoutez le tapioca, la vanille et l'extrait d'orange, remuez, couvrez et faites cuire à feu vif pendant 2 heures.

Répartissez dans des bols et servez au petit-déjeuner.

Riz au lait

Temps de préparation : 10 minutes
Temps de cuisson : 3 heures
Portions : 2

Ingrédients

- ½ tasse de sucre de noix de coco
- 2 tasses de lait d'amande
- ½ tasse de riz brun
- 1 cuillère à café d'extrait de vanille
- 1 cuillère à soupe de farine de graines de lin
- ½ tasse de raisins secs
- 1 cuillère à café de cannelle en poudre

Préparation

Mettez le lait dans votre mijoteuse.

Ajoutez le riz et le sucre et remuez bien.

Ajoutez également la farine de lin, les raisins secs, la vanille et la cannelle, remuez, couvrez et faites cuire à feu doux pendant 2 heures.

Remuez à nouveau votre poudding, couvrez et faites cuire à feu doux pendant une heure de plus.

Répartissez dans des bols et servez.

Pouding au quinoa

Temps de préparation : 10 minutes
Temps de cuisson : 1 heure 30 minutes
Portions : 2

Ingrédients

- ¼ tasse de sirop d'érable
- 3 tasses de lait d'amande
- 1 tasse de quinoa
- 2 cuillères à soupe d'extrait de vanille

Préparation

Mettez du quinoa dans votre mijoteuse.

Ajoutez le sirop d'érable et le lait d'amande et remuez.

Ajoutez également l'extrait de vanille, remuez, couvrez et faites cuire à feu vif pendant 1 heure 30 minutes.

Remuez à nouveau votre pudding, répartissez-le dans des bols et servez.

Petit-déjeuner fruité

Temps de préparation : 10 minutes
Temps de cuisson : 8 heures
Portions : 6

Ingrédients

- 1 tasse d'abricots secs, hachés
- ¾ tasse de quinoa rouge
- ¾ tasse d'avoine concassée
- 2 cuillères à soupe de sirop d'agave
- ½ cuillère à café de pâte de gousse de vanille
- ¾ tasse de noisettes, grillées et hachées
- 6 tasses d'eau
- Noisettes hachées pour servir

Préparation

Dans un bol, mélangez le quinoa avec l'avoine, la pâte de vanille, les abricots, les noisettes, le nectar d'agave et l'eau et remuez bien.

Versez ce mélange dans votre mijoteuse, couvrez et faites cuire à feu doux pendant 8 heures.

Remuez à nouveau, répartissez dans des bols et servez avec d'autres noisettes hachées sur le dessus.

Thé spécial

Temps de préparation : 10 minutes
Temps de cuisson : 6 heures
Portions : 4

Ingrédients

- ½ tasse d'avoine concassée
- 2 tasses de thé Earl Grey infusé
- 2 cuillères à soupe de sirop d'agave
- ½ cuillère à café d'eau de rose

Préparation

Mettez de l'avoine dans votre mijoteuse.

Ajoutez le thé, le sirop d'agave et l'eau de rose, remuez, couvrez et faites cuire à feu doux pendant 6 heures.

Répartissez dans des bols et servez au petit-déjeuner.

Délice au potiron

Temps de préparation : 10 minutes
Temps de cuisson : 6 heures
Portions : 4

Ingrédients

- 4½ tasses d'eau
- 1½ tasse de purée de citrouille
- 1½ tasse d'avoine concassée
- 1 cuillère à café de piment de la Jamaïque
- 2 cuillères à café de cannelle
- 1 cuillère à café d'extrait de vanille
- ½ tasse de sucre de noix de coco
- ¼ tasse de noix de pécan, hachées
- 1 cuillère à soupe de cannelle en poudre

Préparation

Dans votre mijoteuse, mélangez de l'eau avec de la purée de potiron, de l'avoine, du piment de la Jamaïque, de la cannelle et de l'extrait de vanille.

Remuez, couvrez et faites cuire à feu doux pendant 6 heures. Dans un bol, mélangez la cannelle avec le sucre de coco et les noix de pécan et remuez.

Répartissez l'avoine dans des bols, saupoudrez le mélange de noix de pécan sur le dessus et servez.

Gruau aux poires

Temps de préparation : 10 minutes
Temps de cuisson : 7 heures
Portions : 3

Ingrédients

- 2 tasses de lait de coco
- ½ tasse acier avoine concassée
- ½ cuillère à café d'extrait de vanille
- 1 poire, hachée
- ½ cuillère à café d'extrait d'érable
- 1 cuillère à soupe de stévia

Préparation

Dans votre mijoteuse, mélangez le lait de coco avec l'avoine, la vanille, la poire, l'extrait d'érable et le stévia, remuez, couvrez et faites cuire à feu doux pendant 7 heures.

Répartissez dans des bols et servez au petit-déjeuner.

Plats d'accompagnement

27

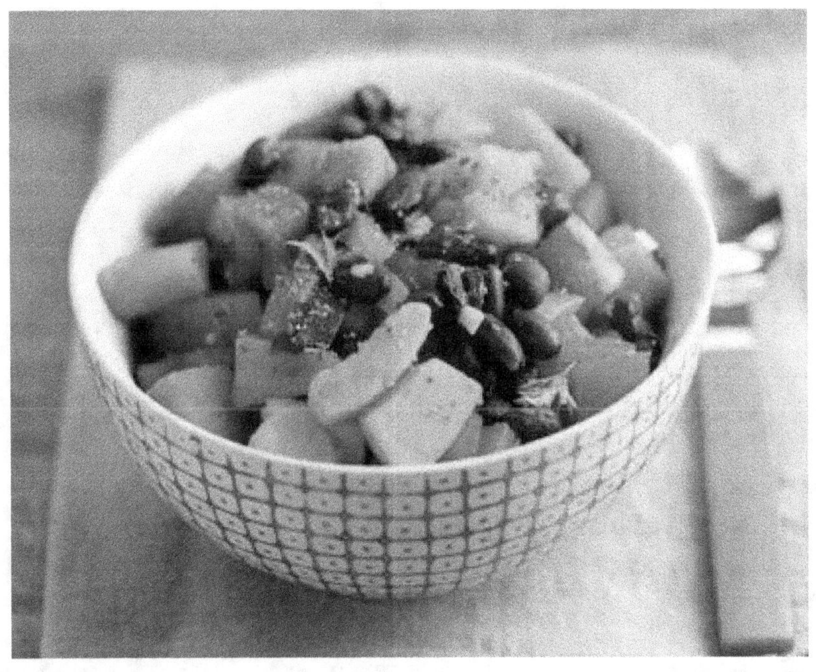

Délice de chou vert

Temps de préparation : 10 minutes
Temps de cuisson : 4 heures
Portions : 4

Ingrédients

- 1 cuillère à soupe d'huile d'olive
- 1 tasse d'oignon jaune, haché
- 450 g de chou vert
- 2 gousses d'ail, hachées
- Une pincée de sel
- Poivre noir au goût
- 400 ml de bouillon de légumes
- 1 feuille de laurier
- 1 cuillère à soupe de sirop d'agave
- 3 cuillères à soupe de vinaigre balsamique

Préparation

Faites chauffer une poêle avec l'huile à feu moyen élevé, ajoutez l'oignon, remuez et faites cuire pendant 3 minutes. Ajoutez les feuilles de chou, remuez, faites cuire encore 2 minutes et transférez dans votre mijoteuse.

Ajoutez l'ail, le sel, le poivre, le bouillon et la feuille de laurier, remuez, couvrez et faites cuire à feu doux pendant 4 heures. Dans un bol, mélangez le vinaigre avec le sirop d'agave et fouettez bien.

Ajoutez ce mélange au chou vert, remuez, répartissez dans les assiettes et servez.

Surprise aux carottes

Temps de préparation : 10 minutes
Temps de cuisson : 8 heures
Portions : 12

Ingrédients

- 1300 g de carottes, pelées et coupées en morceaux
- Une pincée de sel
- Poivre noir au goût
- 2 cuillères à soupe d'eau
- ½ tasse de sirop d'agave
- 2 cuillères à soupe d'huile d'olive
- ½ cuillère à café de zeste d'orange râpé

Préparation

Mettez l'huile dans votre mijoteuse et ajoutez les carottes. Dans un bol, mélangez le sirop d'agave avec de l'eau et fouettez bien.

Ajoutez ce mélange à votre mijoteuse.

Ajoutez également une pincée de sel et de poivre noir, remuez doucement le tout, couvrez et faites cuire à feu doux pendant 8 heures.

Saupoudrez le zeste d'orange partout, remuez doucement, répartissez sur les assiettes et servez.

Haricots doliques

Temps de préparation : 10 minutes
Temps de cuisson : 8 heures
Portions : 6

Ingrédients

- 3 tasses de dolique à œil noir
- Une pincée de sel
- Poivre noir au goût
- 2 tasses de bouillon de légumes
- 2 cuillères à soupe de piments jalapenos, hachés
- 2 tasses d'oignon doux, haché
- ½ cuillère à café de thym séché
- 4 gousses d'ail, hachées
- 1 feuille de laurier
- Sauce piquante au goût

Préparation

Mettez les haricots dans votre mijoteuse.

Ajoutez une pincée de sel, du poivre noir, du bouillon, des piments, de l'oignon, de l'ail, du thym et du laurier.

Remuez le tout, couvrez et faites cuire à feu doux pendant 8 heures.

Arrosez les haricots de sauce piquante, remuez doucement, répartissez dans les assiettes et servez.

Betteraves aromatisées

Temps de préparation : 10 minutes
Temps de cuisson : 8 heures
Portions : 6

Ingrédients

- 6 betteraves, pelées et coupées en quartiers
- Une pincée de sel
- Poivre noir au goût
- 2 cuillères à soupe de jus de citron
- 2 cuillères à soupe d'huile d'olive
- 2 cuillères à soupe de sirop d'agave
- 1 cuillère à soupe de vinaigre de cidre
- ½ cuillère à café de zeste de citron
- 2 brins de romarin

Préparation

Mettez les betteraves dans votre mijoteuse.

Ajoutez une pincée de sel, du poivre noir, du jus de citron, de l'huile, du nectar d'agave, du romarin et du vinaigre.

Remuez le tout, couvrez et faites cuire à feu doux pendant 8 heures.

Incorporez le zeste de citron, remuez, répartissez dans les assiettes et servez.

Plat de patates douces

Temps de préparation : 10 minutes
Temps de cuisson : 6 heures
Portions : 6

Ingrédients

- 1800 g de patates douces, pelées et coupées en tranches
- ½ tasse de jus d'orange
- 3 cuillères à soupe de sucre de palme
- ½ cuillère à café de thym séché
- Une pincée de sel
- Poivre noir au goût
- ½ cuillère à café de sauge séchée
- 2 cuillères à soupe d'huile d'olive

Préparation

Mettez l'huile dans votre mijoteuse et ajoutez des tranches de patate douce.

Dans un bol, mélangez le jus d'orange avec le sucre de palme, le thym, la sauge, une pincée de sel et le poivre noir et fouettez bien.

Ajoutez ce mélange aux pommes de terre, remuez pour enrober, couvrez la mijoteuse et faites cuire à feu doux pendant 6 heures.

Remuez à nouveau le mélange de patates douces, répartissez-le dans les assiettes et servez.

Gratin d'orge et de courge

Temps de préparation : 10 minutes
Temps de cuisson : 7 heures
Portions : 12

Ingrédients

- 900 g de courge musquée, pelée et coupée en cubes
- 1 oignon jaune, coupé en quartiers
- 300 g d'épinards
- 1 tasse d'orge
- 400 ml de bouillon de légumes
- ½ tasse d'eau
- Une pincée de sel
- Poivre noir au goût
- 3 gousses d'ail, hachées

Préparation

Mettez des morceaux de courge dans votre mijoteuse.

Ajoutez l'orge, les épinards, le bouillon, l'eau, l'oignon, l'ail, le sel et le poivre, remuez, couvrez et faites cuire à feu doux pendant 7 heures.

Remuez à nouveau ce mélange, répartissez-le dans les assiettes et servez.

Patates douces à l'orange

Temps de préparation : 10 minutes
Temps de cuisson : 3 heures
Portions : 10

Ingrédients

- 1800 g de patates douces, coupées en fines tranches
- 3 cuillères à soupe de stévia
- ½ tasse de jus d'orange
- Une pincée de sel et de poivre noir
- ½ cuillère à café de thym séché
- ½ cuillère à café de sauge séchée
- 2 cuillères à soupe d'huile d'olive

Préparation

Disposez les tranches de patates au fond de votre mijoteuse.

Dans un bol, mélangez le jus d'orange avec le sel, le poivre, le stévia, le thym, la sauge et l'huile et fouettez bien.

Ajoutez ce mélange sur les patates, couvrez la mijoteuse et faites cuire à feu vif pendant 3 heures.

Répartissez dans les assiettes et servez comme accompagnement.

Chou-fleur et brocoli

Temps de préparation : 10 minutes
Temps de cuisson : 3 heures
Portions : 10

Ingrédients

- 4 tasses de fleurons de brocolis
- 4 tasses de fleurons de chou-fleur
- 400 g de pâte de tomate
- 1 oignon jaune, haché
- 1 cuillère à café de thym séché
- Sel et poivre noir au goût
- ½ tasse d'amandes, tranchées

Préparation

Dans votre mijoteuse, mélangez le brocoli avec le chou-fleur, la pâte de tomate, l'oignon, le thym, le sel et le poivre, remuez, couvrez et faites cuire à feu vif pendant 3 heures.

Ajoutez les amandes, mélangez, répartissez dans les assiettes et servez comme accompagnement.

Purée de pommes de terre

Temps de préparation : 10 minutes
Temps de cuisson : 4 heures
Portions : 6

Ingrédients

- 6 gousses d'ail, pelées
- 1300 g de pommes de terre, pelées et coupées en cubes
- 1 feuille de laurier
- 1 tasse de lait de coco
- 800 ml de bouillon de légumes
- 3 cuillères à soupe d'huile d'olive
- Sel et poivre noir au goût

Préparation

Dans votre mijoteuse, mélangez les pommes de terre avec le bouillon, le laurier, l'ail, le sel et le poivre, couvrez et faites cuire à feu vif pendant 4 heures.

Égouttez les pommes de terre et l'ail, remettez-les dans votre mijoteuse et réduisez-les en purée à l'aide d'un presse-purée.

Ajoutez l'huile et le lait de coco, fouettez bien, répartissez dans les assiettes et servez comme accompagnement.

Risotto aux champignons

Temps de préparation : 10 minutes
Temps de cuisson : 1 heure 30 minutes
Portions : 8

Ingrédients

- 1 échalote, hachée
- 200 g de champignons blancs, tranchés
- 3 cuillères à soupe d'huile d'olive
- 1 cuillère à café d'ail haché
- 1 et ¾ tasse de riz blanc
- 4 tasses de bouillon de légumes
- 1 tasse de petits pois
- Sel et poivre noir au goût

Préparation

Dans votre mijoteuse, mélangez l'huile avec l'échalote, les champignons, l'ail, le riz, le bouillon, les petits pois, le sel et le poivre, remuez, couvrez et faites cuire à feu vif pendant 1 heure 30 minutes.

Remuez encore une fois le risotto, répartissez-le dans les assiettes et servez le tout en accompagnement.

Courge aux épinards

Temps de préparation : 10 minutes
Temps de cuisson : 3 heures 30 minutes
Portions : 12

Ingrédients

- 300 g d'épinards, déchirés
- 900 g de courge musquée, pelée et coupée en cubes
- 1 tasse d'orge
- 1 oignon jaune, haché
- 400 ml de bouillon de légumes
- ½ tasse d'eau
- Une pincée de sel et de poivre noir au goût
- 3 gousses d'ail, hachées

Préparation

Dans votre mijoteuse, mélangez la courge avec les épinards, l'orge, l'oignon, le bouillon, l'eau, le sel, le poivre et l'ail, remuez, couvrez et faites cuire à feu vif pendant 3 heures 30 minutes.

Répartissez le mélange de courges dans des assiettes et servez-les en accompagnement.

Pommes de terre à l'ail

Temps de préparation : 10 minutes
Temps de cuisson : 3 heures
Portions : 12

Ingrédients

- 2 cuillères à soupe d'huile d'olive
- 1300 g de pommes de terre, coupées en deux
- 7 gousses d'ail, hachées
- 1 cuillère à soupe de romarin haché
- Une pincée de sel et de poivre noir

Préparation

Dans votre mijoteuse, mélangez l'huile avec les pommes de terre, l'ail, le romarin, le sel et le poivre, remuez, couvrez et faites cuire à feu vif pendant 3 heures.

Répartissez dans les assiettes et servez comme accompagnement.

Choux de Bruxelles

Temps de préparation : 10 minutes
Temps de cuisson : 3 heures
Portions : 12

Ingrédients

- 1 tasse d'oignon rouge, haché
- 900 g de choux de Bruxelles, parés et coupés en deux
- Une pincée de sel et de poivre noir
- ¼ tasse de jus de pomme
- 3 cuillères à soupe d'huile d'olive
- ¼ tasse de sirop d'érable
- 1 cuillère à soupe de thym haché

Préparation

Dans votre mijoteuse, mélangez les choux de Bruxelles avec l'oignon, le sel, le poivre et le jus de pomme, remuez, couvrez et faites cuire à feu doux pendant 3 heures.

Dans un bol, mélangez le sirop d'érable avec l'huile et le thym, fouettez bien et ajoutez le tout sur les choux de Bruxelles.

Mélangez bien, répartissez dans les assiettes et servez comme accompagnement.

Betteraves et carottes

Temps de préparation : 10 minutes
Temps de cuisson : 7 heures
Portions : 8

Ingrédients

- 2 cuillères à soupe de stévia
- ¾ tasse de jus de grenade
- 2 cuillères à café de gingembre râpé
- 1000 g des betteraves, pelées et coupées en quartiers
- 350 g de carottes, coupées en quartiers moyens

Préparation

Dans votre mijoteuse, mélangez les betteraves avec les carottes, le gingembre, le stévia et le jus de grenade, remuez, couvrez et faites cuire à feu doux pendant 7 heures.

Répartissez dans les assiettes et servez-les en accompagnement.

Courges-glands aux raisins secs

Temps de préparation : 10 minutes
Temps de cuisson : 6 heures
Portions : 4

Ingrédients

- 2 courges-glands, épépinées et coupées en quartiers
- ¼ tasse de raisins secs
- 450 g de sauce aux canneberges
- ¼ tasse de marmelade d'orange
- Une pincée de sel et de poivre noir
- ¼ cuillère à café de cannelle en poudre

Préparation

Dans votre mijoteuse, mélangez la courge avec les raisins secs, la sauce aux canneberges, la marmelade d'orange, le sel, le poivre et la cannelle en poudre, mélangez, couvrez et faites cuire à feu doux pendant 6 heures.

Remuez à nouveau, répartissez dans les assiettes et servez comme accompagnement.

Patates douces aux pommes

Temps de préparation : 10 minutes
Temps de cuisson : 7 heures
Portions : 10

Ingrédients

- 2 pommes vertes, épépinées et coupées en quartiers
- 1300 g de patates douces, pelées et coupées en quartiers
- 1 tasse de crème de noix de coco
- ½ tasse de cerises séchées
- 1 tasse de beurre de pomme
- 1½ cuillère à café d'épices pour tarte au potiron

Préparation

Dans votre mijoteuse, mélangez les patates douces avec les pommes vertes, la crème, les cerises, le beurre de pomme et les épices, mélangez, couvrez et faites cuire à feu doux pendant 7 heures.

Mélangez, répartissez dans les assiettes et servez comme accompagnement.

Maïs à la crème

Temps de préparation : 10 minutes
Temps de cuisson : 3 heures
Portions : 6

Ingrédients

- 1400 g de maïs
- 1 tasse de lait d'amande
- 1 cuillère à soupe de stévia
- 200 g de crème de noix de coco
- Une pincée de poivre blanc

Préparation

Dans votre mijoteuse, mélangez le maïs avec le lait d'amande, le stévia, la crème et le poivre blanc, remuez, couvrez et faites cuire à feu vif pendant 3 heures.

Répartissez dans les assiettes et servez-les en accompagnement.

Collations et amuse-bouche

45

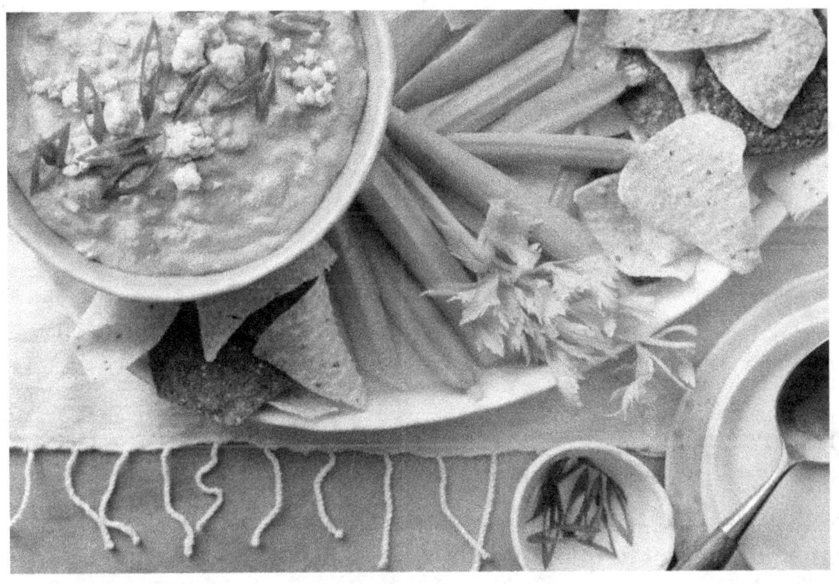

Amandes confites

Temps de préparation : 10 minutes
Temps de cuisson : 4 heures
Portions : 10

Ingrédients

- 3 cuillères à soupe de cannelle en poudre
- 3 tasses de sucre de palme
- 4½ tasses d'amandes crues
- ¼ tasse d'eau
- 2 cuillères à café d'extrait de vanille

Préparation

Dans un bol, mélangez l'eau avec l'extrait de vanille et fouettez. Dans un autre bol, mélangez la cannelle avec le sucre et remuez.

Trempez les amandes dans l'eau, puis ajoutez-les au bol avec le sucre de la cannelle.

Mélangez pour bien enrober, ajoutez les amandes dans votre mijoteuse, couvrez et faites cuire à feu doux pendant 4 heures, en remuant souvent.

Répartissez-les dans des bols et servez-les comme collation.

Fondue aux amandes

Temps de préparation : 10 minutes
Temps de cuisson : 8 heures
Portions : 4

Ingrédients

- ½ tasse d'amandes
- 1¼ tasse d'eau
- 1 cuillère à café de levure nutritionnelle
- ¼ tasse de grands haricots du nord
- Une pincée de sel
- Poivre noir au goût

Préparation

Mettez l'eau dans votre mijoteuse.

Ajoutez les amandes et les haricots, remuez, couvrez et faites cuire à feu doux pendant 8 heures.

Mettez-les dans votre mixeur, ajoutez la levure, une pincée de sel et de poivre noir et pulsez bien.

Transférez dans des bols et servez avec des carottes miniatures et des cubes de tofu à part.

Trempette à l'oignon

Temps de préparation : 10 minutes
Temps de cuisson : 8 heures
Portions : 6

Ingrédients

- 3 tasses d'oignons jaunes, hachés
- Une pincée de sel
- 2 cuillères à soupe d'huile d'olive
- 1 cuillère à soupe de beurre de coco
- 1 tasse de lait de coco
- ½ tasse de mayonnaise à l'avocat
- Une pincée de poivre de Cayenne

Préparation

Mettez les oignons dans votre mijoteuse.

Ajoutez une pincée de sel, d'huile et de beurre de coco, remuez bien, couvrez et faites cuire à feu vif pendant 8 heures.

Égouttez l'excès de liquide, transférez l'oignon dans un bol, ajoutez le lait de coco, la mayonnaise à l'avocat et le poivre de Cayenne, remuez bien et servez avec des chips à part.

Trempette de haricots

Temps de préparation : 10 minutes
Temps de cuisson : 2 heures
Portions : 20

Ingrédients

- 450 g de haricots en conserve, égouttés
- 1 tasse de sauce piquante
- 2 tasses de fromage de cajou, râpé
- ¾ tasse de lait de coco
- ¼ cuillère à café de cumin moulu
- 1 cuillère à soupe de poudre de chili
- 100 g de tofu, coupé en cubes

Préparation

Mettez des haricots dans votre mijoteuse.

Ajoutez la sauce piquante, le fromage de cajou, le lait de coco, le cumin, le tofu et la poudre de chili.

Remuez, couvrez et faites cuire pendant 2 heures.

Remuez à mi-cuisson.

Transférez dans des bols et servez avec des chips de maïs à part.

Noix sucrées épicées

Temps de préparation : 10 minutes
Temps de cuisson : 2 heures
Portions : 20

Ingrédients

- 1 tasse d'amandes, grillées
- 1 tasse de noix de cajou
- 1 tasse de noix de pécan, coupées en deux et grillées
- 1 tasse de noisettes, grillées et pelées
- ½ tasse de sucre de palme
- 1 cuillère à café de gingembre râpé
- ⅓ tasse de beurre de noix de coco, fondu
- ½ cuillère à café de cannelle en poudre
- ¼ cuillère à café de clous de girofle en poudre
- Une pincée de sel
- Une pincée de poivre de Cayenne

Préparation

Mettez des amandes, des noix de pécan, des noix de cajou et des noisettes dans votre mijoteuse.

Ajoutez le sucre de palme, le beurre de coco, le gingembre, le sel, le poivre de Cayenne, les clous de girofle et la cannelle.

Remuez bien, couvrez et faites cuire à feu doux pendant 2 heures.

Répartissez dans des bols et servez-les comme collation.

Trempette au maïs

Temps de préparation : 10 minutes
Temps de cuisson : 2 heures
Portions : 8

Ingrédients

- 2 jalapenos, hachés
- 1200 g de grains de maïs en conserve, égouttés
- ½ tasse de lait de coco
- 1¼ tasse de fromage de cajou, râpé
- Une pincée de sel
- Poivre noir au goût
- 2 cuillères à soupe de ciboulette, hachée
- 200 g de tofu, coupé en cubes

Préparation

Dans votre mijoteuse, mélangez le lait de coco avec le fromage de cajou, le maïs, les jalapenos, le tofu, le sel et le poivre, remuez, couvrez et faites cuire à feu doux pendant 2 heures.

Remuez bien votre sauce au maïs, couvrez à nouveau la mijoteuse et faites cuire à feu vif pendant 15 minutes.

Répartissez dans des bols, saupoudrez de ciboulette et servez comme en-cas végétalien !

Pâte à tartiner à la courge musquée

Temps de préparation : 10 minutes
Temps de cuisson : 6 heures
Portions : 4

Ingrédients

- ½ tasse de courge musquée, pelée et coupée en cubes
- ½ tasse de haricots blancs en conserve, égouttés
- 1 cuillère à soupe d'eau
- 2 cuillères à soupe de lait de coco
- Une pincée de romarin sec
- Une pincée de sauge, sèche
- Une pincée de sel et de poivre noir

Préparation

Dans votre mijoteuse, mélangez les haricots avec la courge, l'eau, le lait de coco, la sauge, le romarin, le sel et le poivre, remuez, couvrez et faites cuire à feu doux pendant 6 heures.

Mélangez à l'aide d'un mixeur à immersion, répartissez dans des bols et servez froid comme tartinade de fête.

Tartinade de noix de cajou

Temps de préparation : 10 minutes
Temps de cuisson : 7 heures
Portions : 4

Ingrédients

- ½ tasse de haricots blancs, secs
- 2 cuillères à soupe de noix de cajou, trempées pendant 12 heures mixées
- 1 cuillère à café de vinaigre de cidre de pomme
- 1 tasse de bouillon de légumes
- 1 cuillère à soupe d'eau

Préparation

Dans votre mijoteuse, mélangez les haricots avec les noix de cajou et le bouillon, remuez, couvrez et faites cuire à feu doux pendant 6 heures.

Égouttez, transférez dans votre robot ménager, ajoutez le vinaigre et l'eau, battez bien, répartissez dans des bols et servez comme tartinade.

Amuse-bouche aux aubergines

Temps de préparation : 10 minutes
Temps de cuisson : 7 heures
Portions : 4

Ingrédients

- 1½ tasse de tomates, hachées
- 3 tasses d'aubergines, coupées en cubes
- 2 cuillères à café de câpres
- 150 g d'olives vertes, dénoyautées et tranchées
- 4 gousses d'ail, hachées
- 2 cuillères à café de vinaigre balsamique
- 1 cuillère à soupe de basilic haché
- Sel et poivre noir au goût

Préparation

Dans votre mijoteuse, mélangez les tomates avec les cubes d'aubergine, les câpres, les olives vertes, l'ail, le vinaigre, le basilic, le sel et le poivre, mélangez, couvrez et faites cuire à feu doux pendant 7 heures.

Répartissez-les dans de petites assiettes et servez-les comme entrée.

Pâté aux pois aux yeux noirs

Temps de préparation : 10 minutes
Temps de cuisson : 5 heures
Portions : 5

Ingrédients

- 1½ tasse de pois aux yeux noirs
- 3 tasses d'eau
- 1 cuillère à café d'assaisonnement cajun
- ½ tasse de noix de pécan, grillées
- ½ cuillère à café de poudre d'ail
- ½ cuillère à café de piment en poudre
- Une pincée de sel et de poivre noir
- ¼ cuillère à café de fumée liquide
- ½ cuillère à café de sauce Tabasco

Préparation

Dans votre mijoteuse, mélangez les pois aux yeux noirs avec l'assaisonnement cajun, le sel, le poivre et l'eau, remuez, couvrez et faites cuire à feu vif pendant 5 heures.

Égouttez, passez au mixeur, ajoutez les noix de pécan, la poudre d'ail, la poudre de piment, la sauce Tabasco, la fumée liquide, plus de sel et de poivre, mélangez bien et servez comme entrée.

<u>Houmous</u>

Temps de préparation : 10 minutes
Temps de cuisson : 8 heures
Portions : 10

Ingrédients

- 1 tasse de pois chiches secs
- 2 cuillères à soupe d'huile d'olive
- 3 tasses d'eau
- Une pincée de sel et de poivre noir
- 1 gousse d'ail hachée
- 1 cuillère à soupe de jus de citron

Préparation

Dans votre mijoteuse, mélangez les pois chiches avec de l'eau, du sel et du poivre, remuez, couvrez et faites cuire à feu doux pendant 8 heures.

Égouttez les pois chiches, passez-les au mixeur, ajoutez de l'huile, du sel et du poivre, de l'ail et du jus de citron, mélangez bien, répartissez dans des bols et servez.

Trempette aux épinards

Temps de préparation : 10 minutes
Temps de cuisson : 30 minutes
Portions : 4

Ingrédients

- ½ tasse de crème de noix de coco
- ¾ tasse de yaourt à la noix de coco
- 300 g de feuilles d'épinards
- 200 g de châtaignes d'eau, hachées
- 1 gousse d'ail hachée
- Poivre noir au goût

Préparation

Dans votre mijoteuse, mélangez la crème de noix de coco avec les épinards, le yaourt à la noix de coco, les châtaignes, le poivre noir et l'ail, remuez, couvrez et faites cuire à feu vif pendant 30 minutes.

Mixez à l'aide d'un mixeur à immersion, répartissez dans des bols et servez.

Salade de pommes de terre

Temps de préparation : 10 minutes
Temps de cuisson : 8 heures
Portions : 6

Ingrédients

- 1 oignon doux, haché
- ¼ tasse de vinaigre blanc
- 2 cuillères à soupe de moutarde
- Une pincée de sel et de poivre noir
- 700 g des pommes de terre, coupées en morceaux
- ¼ tasse d'aneth, haché
- 1 tasse de céleri, haché

Préparation

Vaporisez votre mijoteuse d'un spray de cuisson, ajoutez l'oignon, le vinaigre, la moutarde, le sel et le poivre et fouettez bien.

Ajoutez le céleri et les pommes de terre, mélangez bien, couvrez et faites cuire à feu doux pendant 8 heures.

Répartissez la salade dans de petits bols, saupoudrez d'aneth et servez en entrée.

Amuse-bouche végétal

Temps de préparation : 10 minutes
Temps de cuisson : 3 heures
Portions : 4

Ingrédients

- 2 poivrons rouges, coupés en quartiers
- 1 patate douce, coupée en quartiers
- 3 courgettes, coupées en tranches
- ½ tasse d'ail haché
- 2 cuillères à soupe d'huile d'olive
- Une pincée de sel et de poivre noir
- 1 cuillère à café d'assaisonnement italien

Préparation

Dans votre mijoteuse, mélangez les poivrons avec la patate douce, les courgettes, l'ail, l'huile, le sel, le poivre et l'assaisonnement, mélangez, couvrez et faites cuire à feu vif pendant 3 heures.

Répartissez dans de petits bols et servez-les froids en entrée.

Trempette au maïs

Temps de préparation : 10 minutes
Temps de cuisson : 2 heures
Portions : 8

Ingrédients

- 850 g de maïs en conserve, égoutté
- 2 oignons verts, hachés
- ½ tasse de crème de noix de coco
- 200 g de tofu, émiettés
- 1 piment rouge, haché
- ½ cuillère à café de poudre de chili

Préparation

Dans votre mijoteuse, mélangez le maïs avec les oignons verts, la crème de noix de coco, le tofu, la poudre de chili et les piments, remuez, couvrez et faites cuire à feu doux pendant 2 heures.

Répartissez dans des bols et servez comme trempette.

Tartinade aux champignons

Temps de préparation : 10 minutes
Temps de cuisson : 4 heures
Portions : 6

Ingrédients

- 2 tasses de poivrons verts, hachés
- 1 tasse d'oignon jaune, haché
- 3 gousses d'ail, hachées
- 450 g de champignons, hachés
- 800 g de sauce tomate
- ½ tasse de tofu, pressé, égoutté et émietté
- Sel et poivre noir au goût

Préparation

Dans votre mijoteuse, mélangez les poivrons avec l'oignon, l'ail, les champignons, la sauce tomate, le tofu, le sel et le poivre, remuez, couvrez et faites cuire à feu doux pendant 4 heures.

Répartissez-les dans des bols et servez-les comme une tartinade de fête.

Trempette aux trois haricots

Temps de préparation : 10 minutes
Temps de cuisson : 1 heure
Portions : 6

Ingrédients

- ½ tasse de salsa
- 2 tasses de haricots frits en conserve
- 1 tasse de fromage nacho vegan
- 2 cuillères à soupe d'oignons verts, hachés

Préparation

Dans votre mijoteuse, mélangez des haricots frits avec de la salsa, du fromage nacho vegan et des oignons verts, remuez, couvrez et faites cuire à feu vif pendant 1 heure.

Répartissez-les dans des bols et servez-les comme en-cas.

Plats principaux

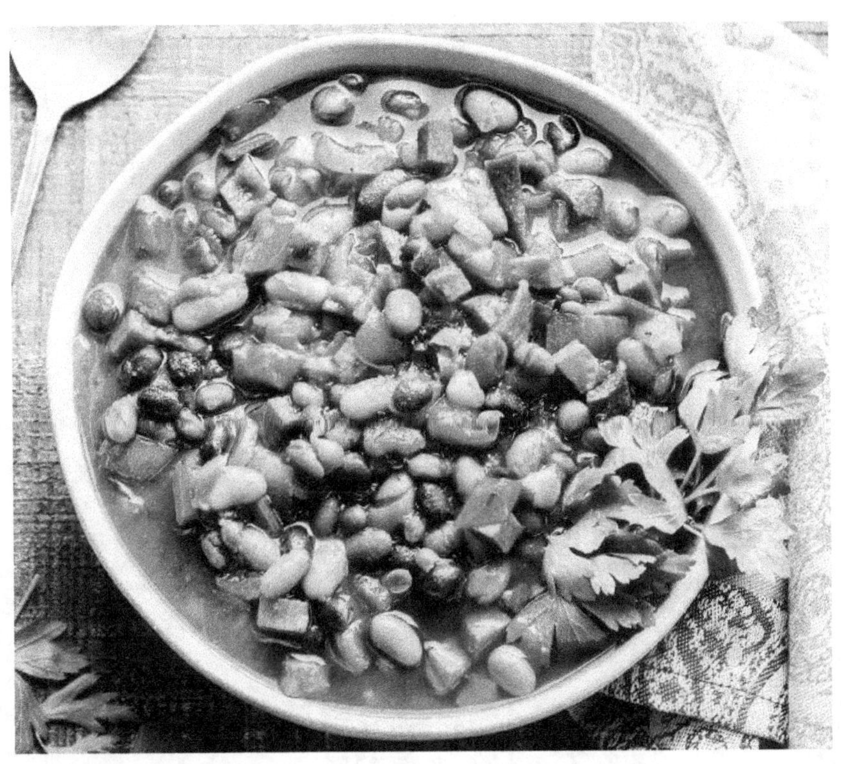

Plat de pommes de terre

Temps de préparation : 10 minutes
Temps de cuisson : 3 heures
Portions : 4

Ingrédients

- 700 g des pommes de terre, pelées et grossièrement hachées
- 1 cuillère à soupe d'huile d'olive
- 3 cuillères à soupe d'eau
- 1 petit oignon jaune, haché
- ½ tasse de bouillon de légumes, émietté
- ½ cuillère à café de coriandre moulue
- ½ cuillère à café de cumin moulu
- ½ cuillère à café de poudre de chili
- Poivre noir au goût
- 200 g d'épinards, grossièrement déchirés

Préparation

Mettez les pommes de terre dans votre mijoteuse.

Ajoutez l'huile, l'eau, l'oignon, le bouillon, la coriandre, le cumin, la poudre de chili, le poivre noir et les épinards.

Remuez, couvrez et faites cuire à feu vif pendant 3 heures.

Répartissez dans des bols et servez.

Délice de patates douces

Temps de préparation : 10 minutes
Temps de cuisson : 4 heures 30 minutes
Portions : 6

Ingrédients

- 6 tasses de patates douces, pelées et coupées en cubes
- 2 cuillères à café de coriandre moulue
- 2 cuillères à café de poudre de chili
- 1 oignon jaune, haché
- 3 tasses de bouillon de légumes
- 4 gousses d'ail, hachées
- Une pincée de et du poivre noir
- 300 ml de lait de coco en conserve
- 1 tasse d'eau
- 1½ tasse de lentilles rouges

Préparation

Mettez des patates douces dans votre mijoteuse.

Ajoutez la coriandre, la poudre de chili, l'oignon, le bouillon, l'ail, le sel et le poivre, remuez, couvrez et faites cuire à feu vif pendant 3 heures.

Ajoutez les lentilles, remuez, couvrez et faites cuire pendant 1 heure 30 minutes.

Ajoutez l'eau et le lait de coco, remuez bien, répartissez dans des bols et servez aussitôt.

Soupe de courge musquée

Temps de préparation : 10 minutes
Temps de cuisson : 6 heures
Portions : 8

Ingrédients

- 1 pomme, épépinée, pelée et hachée
- 200 g de carottes, hachées
- 450 g de courge musquée, pelée et coupée en cubes
- 1 oignon jaune, haché
- Une pincée de sel
- Poivre noir au goût
- 1 feuille de laurier
- 3 tasses de bouillon de légumes
- 400 ml de lait de coco en conserve
- ¼ cuillère à café de sauge séchée

Préparation

Mettez le bouillon dans votre mijoteuse.

Ajoutez la courge, les carottes, l'oignon, le sel, le poivre et la feuille de laurier.

Remuez, couvrez et faites cuire à feu doux pendant 6 heures.

Transférez dans votre mixeur, ajoutez le lait de coco et la sauge et pulsez très bien.

Versez à la louche dans des bols et servez aussitôt.

Plat de tofu

Temps de préparation : 10 minutes
Temps de cuisson : 3 heures
Portions : 6

Ingrédients

- 1 grand paquet de tofu, coupé en cubes
- 1 cuillère à soupe d'huile de sésame
- ¼ tasse d'ananas, en cubes
- 1 cuillère à soupe d'huile d'olive
- 2 gousses d'ail, hachées
- 1 cuillère à soupe de vinaigre de riz brun
- 2 cuillères à café de gingembre râpé
- ¼ tasse de sauce soja
- 5 grosses courgettes, coupées en cubes
- ¼ tasse de graines de sésame

Préparation

Dans votre robot de cuisine, mettez l'huile de sésame, l'ananas, l'huile d'olive, l'ail, le gingembre, la sauce de soja et le vinaigre et mixez le tout.

Versez le mélange dans votre mijoteuse et mélangez avec des cubes de tofu. Couvrez et faites cuire à feu vif pendant 2 heures 45 minutes.

Ajoutez les graines de sésame et les courgettes, remuez doucement, couvrez et faites cuire à feu vif pendant 15 minutes.

Répartissez dans les assiettes et servez.

Soupe aux bettes

Temps de préparation : 10 minutes
Temps de cuisson : 8 heures
Portions : 6

Ingrédients

- 1 oignon jaune, haché
- 1 cuillère à soupe d'huile d'olive
- 1 branche de céleri, hachée
- 2 gousses d'ail, hachées
- 1 carotte, hachée
- 1 botte de bettes à carde, déchirée
- 1 tasse de lentilles brunes, séchées
- 5 pommes de terre, pelées et coupées en cubes
- 1 cuillère à soupe de sauce soja
- Poivre noir au goût
- Une pincée de sel
- 6 tasses de bouillon de légumes

Préparation

Faites chauffer une grande poêle avec l'huile à feu moyen élevé, ajoutez l'oignon, le céleri, l'ail, la carotte et la bette à carde, remuez, faites cuire pendant quelques minutes et transférez dans votre mijoteuse.

Ajoutez également les lentilles, les pommes de terre, la sauce de soja, le sel, le poivre et le bouillon dans la mijoteuse, remuez, couvrez et faites cuire à feu doux pendant 8 heures.

Répartissez dans des bols et servez chaud.

Chaudrée de maïs

Temps de préparation : 10 minutes
Temps de cuisson : 8 heures 30 minutes
Portions : 6

Ingrédients

- 2 tasses d'oignon jaune, haché
- 2 cuillères à soupe d'huile d'olive
- 1 poivron rouge, haché
- 450 g de pommes de terre, coupées en cubes
- 1 cuillère à café de cumin moulu
- 4 tasses de maïs en grains
- 4 tasses de bouillon de légumes
- 1 tasse de lait d'amande
- Une pincée de sel
- Une pincée de poivre de Cayenne
- ½ cuillère à café de paprika fumé
- Échalotes hachées pour servir

Préparation

Faites chauffer une poêle avec l'huile à feu moyen, ajoutez l'oignon, remuez et faites sauter pendant 5 minutes, puis transférez dans votre mijoteuse. Ajoutez le poivron, 1 tasse de maïs, les pommes de terre, le paprika, le cumin, le sel et le poivre de Cayenne, remuez, couvrez et faites cuire à feu doux pendant 8 heures.

Mixez le tout à l'aide d'un mixeur à immersion, puis mélangez avec du lait d'amande et le reste du maïs. Remuez la chaudrée, couvrez et faites cuire à feu doux pendant 30 minutes de plus.

Versez dans des bols et servez avec des oignons verts hachés sur le dessus.

Curry de légumes

Temps de préparation : 10 minutes
Temps de cuisson : 4 heures
Portions : 4

Ingrédients

- 1 cuillère à soupe de gingembre râpé
- 400 ml de lait de coco en conserve
- 450 g de tofu ferme, pressé et coupé en cubes
- 1 tasse de bouillon de légumes
- ¼ tasse de pâte de curry vert
- ½ cuillère à café de curcuma
- 1 cuillère à soupe de sucre de coco
- 1 oignon jaune, haché
- 1½ tasse de poivron rouge, haché
- Une pincée de sel
- ¾ tasse de petits pois
- 1 aubergine, hachée

Préparation

Mettez le lait de coco dans votre mijoteuse. Ajoutez le gingembre, le bouillon, la pâte de curry, le curcuma, le sucre, l'oignon, le poivron, le sel, les petits pois et les morceaux d'aubergine, remuez, couvrez et faites cuire à feu vif pendant 4 heures.

Pendant ce temps, vaporisez une casserole de spray de cuisson et faites-la chauffer à feu moyen élevé. Incorporez les morceaux de tofu et faites-les dorer quelques minutes de chaque côté.
Divisez le tofu dans des bols, ajoutez le mélange de curry cuit sur le dessus et servez.

<u>Soupe de pois chiches</u>

Temps de préparation : 10 minutes
Temps de cuisson : 4 heures
Portions : 6

Ingrédients

- 850 g de pois chiches en conserve, égouttés
- 2 cuillères à soupe de curry doux
- 1 tasse de lentilles sèches
- 1 patate douce, coupée en cubes
- 400 ml de lait de coco en conserve
- 1 cuillère à café de gingembre en poudre
- 1 cuillère à café de curcuma moulu
- Une pincée de sel
- 6 tasses de bouillon de légumes
- Poivre noir au goût

Préparation

Mettez les pois chiches dans votre mijoteuse. Ajoutez les lentilles, les cubes de patate douce, le curry en poudre, le gingembre, le curcuma, le sel, le poivre et le bouillon. Remuez puis mélangez avec le lait de coco.

Remuez à nouveau, couvrez et faites cuire à feu vif pendant 4 heures.

Versez la soupe de pois chiches à la louche dans des bols et servez.

Salade d'aubergines

Temps de préparation : 10 minutes
Temps de cuisson : 8 heures
Portions : 4

Ingrédients

- 1 grosse aubergine, coupée en tranches
- 700 g de tomates prune en conserve
- 2 poivrons rouges, hachés
- 1 oignon rouge, coupé en rondelles
- 2 cuillères à café de cumin moulu
- Une pincée de sel
- Poivre noir au goût
- 1 cuillère à café de paprika fumé
- Jus d'un citron

Préparation

Dans votre mijoteuse, mélangez les morceaux d'aubergines avec les tomates, les poivrons, l'oignon, le cumin, le sel, le poivre, le paprika et le jus de citron, remuez, couvrez et faites cuire à feu doux pendant 8 heures.

Remuez à nouveau, répartissez dans des bols et servez froid.

Soupe de patates douces

Temps de préparation : 10 minutes
Temps de cuisson : 8 heures
Portions : 5

Ingrédients

- 5 tasses de bouillon de légumes
- 2 branches de céleri, hachées
- 3 patates douces, hachées
- 1 tasse d'oignon jaune, haché
- 2 gousses d'ail, hachées
- 1 tasse de lait de riz
- 1 cuillère à café d'estragon séché
- 2 tasses de jeunes épinards
- 8 cuillères à soupe d'amandes, coupées en tranches
- Une pincée de sel
- Poivre noir au goût

Préparation

Mettez le bouillon dans votre mijoteuse. Ajoutez le céleri, les pommes de terre, l'oignon, l'ail, le sel, le poivre et l'estragon.

Remuez, couvrez et faites cuire à feu doux pendant 8 heures. Ajoutez le lait de riz et mélangez à l'aide d'un mixeur à immersion.

Incorporez les amandes et les épinards, remuez, couvrez et laissez reposer pendant 20 minutes.

Versez à la louche dans des bols et servez.

Quinoa aux légumes

Temps de préparation : 10 minutes
Temps de cuisson : 4 heures
Portions : 4

Ingrédients

- 1 cuillère à soupe d'huile d'olive
- 1½ tasse quinoa
- 3 tasses de bouillon de légumes
- 1 oignon jaune, haché
- 1 carotte, hachée
- 1 poivron rouge doux, haché
- 1 tasse de haricots verts, hachés
- 2 gousses d'ail, hachées
- 1 cuillère à café de coriandre hachée
- Une pincée de sel
- Poivre noir au goût

Préparation

Mettez le bouillon dans votre mijoteuse.

Ajoutez l'huile, le quinoa, l'oignon, la carotte, le poivron, les haricots, les clous de girofle, le sel et le poivre, remuez, couvrez et faites cuire à feu doux pendant 4 heures.

Incorporez la coriandre, remuez à nouveau, répartissez sur les assiettes et servez.

Soupe aux haricots blancs

Temps de préparation : 10 minutes
Temps de cuisson : 4 heures
Portions : 6

Ingrédients

- 450 g de haricots blancs, secs
- 1 oignon jaune, haché
- Sel et poivre noir au goût
- 2 pommes de terre, coupées en cubes
- 450 g de carottes, coupées en tranches
- 1 tasse de tomates séchées au soleil, hachées
- 2 cuillères à café d'aneth, haché
- 4 cuillères à soupe de persil haché

Préparation

Dans votre mijoteuse, mélangez les haricots avec l'oignon, le sel, le poivre, les pommes de terre, les carottes, les tomates, l'aneth et le persil, remuez, couvrez et faites cuire à feu vif pendant 4 heures.

Versez dans des bols et servez.

Soupe de pois cassés

Temps de préparation : 10 minutes
Temps de cuisson : 6 heures
Portions : 6

Ingrédients

- 2 tasses de pois cassés, rincés
- 6 tasses d'eau
- 1 branche de céleri, hachée
- 1 carotte, hachée
- Une pincée de sel et de poivre noir
- ¼ cuillère à café de thym séché
- 1 oignon jaune, haché
- Une pincée de poivron rouge, écrasée
- 1 feuille de laurier

Préparation

Dans votre mijoteuse, mélangez les pois avec de l'eau, le céleri, la carotte, le sel, le poivre, le thym, l'oignon, le laurier et le poivron rouge, remuez, couvrez et faites cuire à feu doux pendant 6 heures.

Jetez la feuille de laurier, ajoutez du sel et du poivre si nécessaire, mixez à l'aide d'un mixeur à immersion, versez dans des bols et servez.

Délice de champignons

Temps de préparation : 10 minutes
Temps de cuisson : 4 heures
Portions : 2

Ingrédients

- 450 g de champignons, coupés en deux
- 1 oignon jaune, haché
- 3 gousses d'ail, hachées
- 1 tasse de bouillon de légumes
- 1 cuillère à soupe de crème de coco
- 2 cuillères à café de paprika fumé
- Sel et poivre noir au goût
- 4 cuillères à soupe de persil haché

Préparation

Dans votre mijoteuse, mélangez les champignons avec l'ail, l'oignon, le bouillon et le paprika, remuez, couvrez et faites cuire à feu vif pendant 4 heures.

Incorporez le persil, la crème de noix de coco, le sel et le poivre, mélangez, répartissez dans des bols et servez.

Soupe de haricots verts

Temps de préparation : 10 minutes

Temps de cuisson : 4 heures

Portions : 4

Ingrédients

- 450 g de haricots verts
- 1 oignon jaune, haché
- 4 carottes, hachées
- 4 gousses d'ail, hachées
- 1 cuillère à soupe de thym haché
- 7 tasses de bouillon de légumes
- Sel et poivre noir au goût

Préparation

Dans votre mijoteuse, mélangez les haricots verts avec l'oignon, les carottes, l'ail, le bouillon, le sel et le poivre, remuez, couvrez et faites cuire à feu vif pendant 4 heures.

Incorporez le thym, remuez, versez la soupe dans des bols et servez.

Soupe de tomates

Temps de préparation : 10 minutes
Temps de cuisson : 4 heures
Portions : 6

Ingrédients

- 1000 g de tomates, hachées
- 3½ tasses de bouillon de légumes
- 1 oignon jaune, haché
- 2 cuillères à soupe de pâte de tomates
- 2 cuillères à café de basilic séché
- ½ cuillère à café de cumin moulu
- Sel et poivre noir au goût
- 2/3 tasse de lait d'amande

Préparation

Dans votre mijoteuse, mélangez les tomates avec le bouillon de légumes, l'oignon, la pâte de tomates, le basilic, le cumin, le sel et le poivre, remuez, couvrez et faites cuire à feu doux pendant 4 heures.

Incorporez le lait d'amande, mixez la soupe à l'aide d'un mixeur à immersion, versez-la dans des bols et servez.

Soupe aux champignons

Temps de préparation : 10 minutes
Temps de cuisson : 5 heures
Portions : 6

Ingrédients

- 2 oignons jaunes, hachés
- ¼ tasse d'orge
- 4 tasses de bouillon de légumes
- 200 g de champignons bruns, coupés en deux
- Une pincée de sel et de poivre noir
- 3 gousses d'ail, hachées
- 2 cuillères à café de thym haché
- 350 g de chou, déchiqueté
- ½ cuillère à café de paprika fumé
- 4 tasses d'eau
- 1 cuillère à soupe de jus de citron

Préparation

Dans votre mijoteuse, mélangez l'oignon avec l'orge, le bouillon, les champignons, le sel, le poivre, l'ail, le thym, le chou, le paprika, l'eau et le jus de citron, remuez, couvrez et faites cuire à feu vif pendant 5 heures.

Répartissez la soupe dans des bols et servez.

Soupe au fenouil

Temps de préparation : 10 minutes
Temps de cuisson : 4 heures
Portions : 4

Ingrédients

- 2 bulbes de fenouil, hachés
- 3 tasses de bouillon de légumes
- 1 cuillère à café de cumin moulu
- 1 cuillère à soupe d'huile d'olive
- Sel et poivre noir au goût
- 2 poireaux, hachés

Préparation

Dans votre mijoteuse, mélangez le fenouil avec le bouillon, le cumin, l'huile, les poireaux, le sel et le poivre, remuez, couvrez et faites cuire à feu vif pendant 4 heures.

Versez à la louche dans des bols et servez chaud.

Desserts

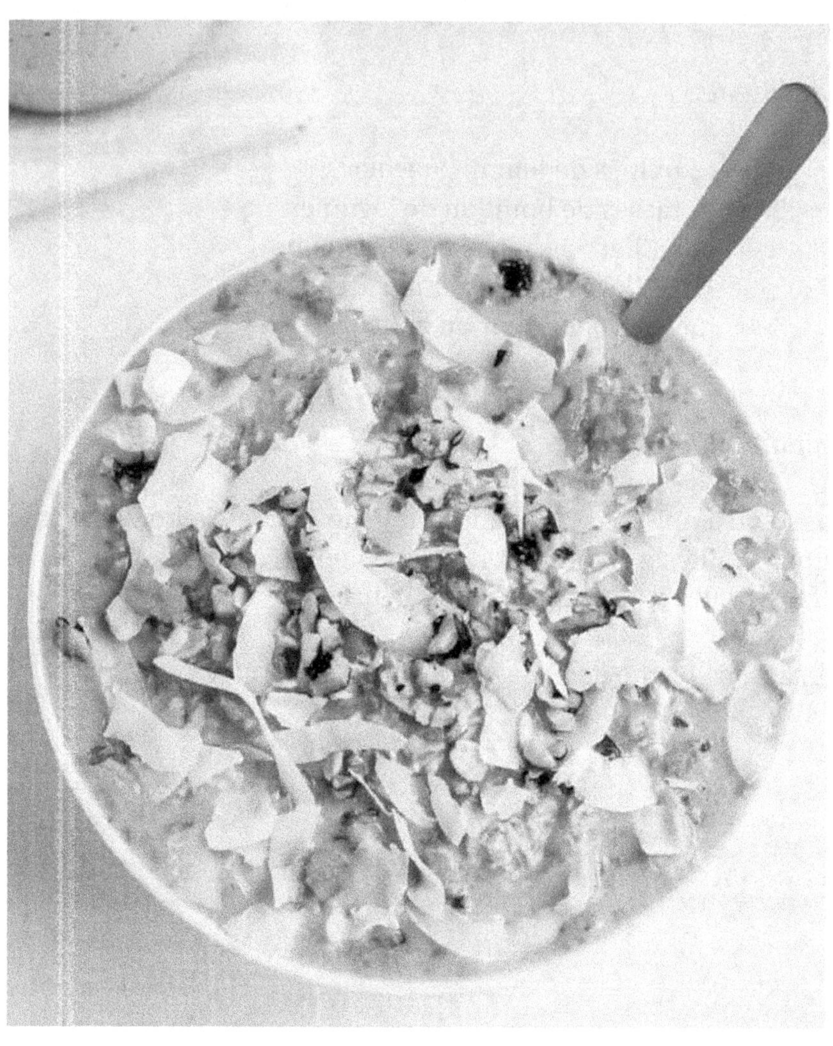

Poires épicées

Temps de préparation : 10 minutes
Temps de cuisson : 4 heures
Portions : 2

Ingrédients

- 2 tasses de jus d'orange
- 4 poires, pelées et évidées
- 5 cosses de cardamome
- ¼ tasse de sirop d'érable
- 1 bâtonnet de cannelle
- 1 petit morceau de gingembre, râpé

Préparation

Placez les poires dans votre mijoteuse.

Ajoutez la cardamome, le jus d'orange, le sirop d'érable, la cannelle et le gingembre, couvrez et faites cuire à feu doux pendant 4 heures.

Répartissez les poires dans les assiettes et servez.

Croustillant aux pommes

Temps de préparation : 10 minutes
Temps de cuisson : 3 heures
Portions : 6

Ingrédients

- 6 pommes, évidées, pelées et coupées en tranches
- 1½ tasse de farine d'amandes
- 1 tasse de sucre de palme
- ½ cuillère à café de noix de muscade moulue
- 1 cuillère à soupe de cannelle en poudre
- ¼ cuillère à café de gingembre en poudre
- ¾ tasse de beurre de noix de coco, fondu

Préparation

Graissez votre mijoteuse avec un spray de cuisson et placez-y des tranches de pommes.

Dans un bol, mélangez la farine avec le sucre de palme, le gingembre, la cannelle, la noix de muscade et le beurre de coco et remuez avec vos mains.

Étalez ce mélange sur vos tranches de pommes, couvrez la mijoteuse et faites cuire à feu vif pendant 3 heures.

Répartissez dans des bols à dessert et servez.

Délice aux poires

Temps de préparation : 10 minutes
Temps de cuisson : 4 heures
Portions : 12

Ingrédients

- 3 poires, évidées, pelées et hachées
- ½ tasse de raisins secs
- 2 tasses de fruits secs, mélangés
- ¼ tasse de sucre de noix de coco
- 1 cuillère à soupe de vinaigre
- 1 cuillère à café de zeste de citron, râpé
- 1 cuillère à café de gingembre en poudre
- Une pincée de cannelle en poudre

Préparation

Mettez les poires dans votre mijoteuse.

Ajoutez les raisins secs, les fruits, le sucre, le vinaigre, le zeste de citron, le gingembre en poudre et la cannelle, remuez, couvrez et faites cuire à feu doux pendant 4 heures.

Divisez en petits pots et servez quand vous voulez !

Confiture de fraises

Temps de préparation : 10 minutes
Temps de cuisson : 3 heures
Portions : 12

Ingrédients

- 2 cuillères à soupe de jus de citron
- 9 tasses de fraises
- 4 tasses de sucre de noix de coco

Préparation

Mettez des fraises dans votre mijoteuse. Ajoutez le jus de citron et remuez doucement.

Ajoutez le sucre, remuez à nouveau, couvrez et faites cuire à feu doux pendant 1 heure.

Remuez et faites cuire à feu doux pendant une heure de plus. Remuez à nouveau et faites cuire pendant une dernière heure.

Répartissez dans des bocaux et servez quand vous le souhaitez.

Compote de prunes

Temps de préparation : 10 minutes
Temps de cuisson : 3 heures
Portions : 6

Ingrédients

- 14 prunes, dénoyautées et coupées en deux
- 1¼ tasse de sucre de noix de coco
- 1 cuillère à café de cannelle moulue
- ¼ tasse d'eau
- 2 cuillères à soupe de fécule de maïs

Préparation

Mettez des prunes dans votre mijoteuse. Ajoutez le sucre, la cannelle, l'eau et la fécule de maïs, remuez, couvrez et faites cuire à feu doux pendant 3 heures.

Divisez-les en petits pots, fermez-les et servez-les comme dessert.

Prunes à la cannelle

Temps de préparation : 10 minutes
Temps de cuisson : 3 heures
Portions : 4

Ingrédients

- 700 g de prunes, dénoyautées et coupées en deux
- ½ tasse de sirop d'agave
- 2 pommes, épépinées, pelées et coupées en quartiers
- 1 bâton de cannelle
- 2 cuillères à soupe de zeste de citron, râpé
- 2 cuillères à café de vinaigre balsamique
- 1 tasse d'eau chaude

Préparation

Dans votre mijoteuse, mélangez des prunes avec des pommes, du sirop d'agave, un bâton de cannelle, du zeste de citron, de l'eau et du vinaigre balsamique.

Remuez, couvrez et faites cuire à feu doux pendant 3 heures. Jetez le bâton de cannelle, divisez le tout en petits bols à dessert et servez avec un peu de yaourt végétalien par-dessus.

Beurre de prunes

Temps de préparation : 10 minutes
Temps de cuisson : 10 heures
Portions : 10

Ingrédients

- 1800 g de prunes, dénoyautées et coupées en deux
- 1 tasse d'eau
- 1 cuillère à café de cannelle moulue
- ½ cuillère à café de cardamome en poudre
- 1 tasse de sucre de palme

Préparation

Mettez des prunes et de l'eau dans votre mijoteuse. Couvrez et faites cuire à feu doux pendant 1 heure.

Remuez, ajoutez la cannelle, le sucre et la cardamome, remuez, couvrez et faites cuire à feu doux pendant 9 heures supplémentaires.

Remuez bien, répartissez dans des bocaux et servez.

Dessert à la banane

Temps de préparation : 10 minutes
Temps de cuisson : 2 heures
Portions : 4

Ingrédients

- Jus de ½ citron
- 3 cuillères à soupe de sirop d'agave
- 1 cuillère à soupe d'huile de coco
- 4 bananes, pelées et coupées en diagonale
- ½ cuillère à café de graines de cardamome
- Amandes hachées pour servir

Préparation

Mettez des bananes dans votre mijoteuse. Ajoutez le sirop d'agave, le jus de citron, l'huile et la cardamome.

Remuez doucement, couvrez et faites cuire à feu doux pendant 2 heures.

Répartissez dans des bols et servez avec des amandes hachées sur le dessus.

Compote de rhubarbe

Temps de préparation : 10 minutes
Temps de cuisson : 7 heures
Portions : 4

Ingrédients

- 5 tasses de rhubarbe, hachée
- 2 cuillères à soupe de beurre de coco
- ⅓ tasse d'eau
- 2/3 tasse de sucre de coco
- 1 cuillère à café d'extrait de vanille

Préparation

Mettez de la rhubarbe dans votre mijoteuse. Ajoutez l'eau et le sucre, remuez doucement, couvrez et faites cuire à feu doux pendant 7 heures.

Ajoutez le beurre de coco et l'extrait de vanille, remuez et gardez au réfrigérateur jusqu'à ce que le tout soit froid.

Cake au beurre d'arachide

Temps de préparation : 10 minutes
Temps de cuisson : 2 heures 30 minutes
Portions : 8

Ingrédients

- 1 tasse de sucre de coco
- 1 tasse de farine
- ½ tasse de poudre de cacao
- 1½ cuillère à café de levure chimique
- ½ tasse de lait d'amande
- 2 cuillères à soupe d'huile de noix de coco
- 2 tasses d'eau chaude
- 1 cuillère à café d'extrait de vanille
- ½ tasse de beurre d'arachide

Préparation

Dans un bol, mélangez la moitié du sucre de coco avec 3 cuillères à soupe de cacao, de la farine et de la levure chimique et remuez bien.

Ajoutez l'huile de coco, la vanille et le lait, remuez bien et versez dans votre mijoteuse graissée avec de spray de cuisson.

Dans un autre bol, mélangez le reste du sucre avec le reste du cacao, le beurre de cacahuète et l'eau chaude, remuez bien et versez sur la pâte dans la mijoteuse.

Couvrez la mijoteuse, faites cuire à feu vif pendant 2 heures 30 minutes, coupez le cake en tranches et servez.

Cake aux myrtilles

Temps de préparation : 10 minutes
Temps de cuisson : 1 heure
Portions : 6

Ingrédients

- ½ tasse de farine de blé complet
- ¼ cuillère à café de levure chimique
- ¼ cuillère à café de stévia
- ¼ tasse de myrtilles
- ⅓ tasse de lait d'amande
- 1 cuillère à café d'huile d'olive
- 1 cuillère à café de graines de lin moulues
- ½ cuillère à café de zeste de citron
- ¼ cuillère à café d'extrait de vanille
- ¼ cuillère à café d'extrait de citron

Préparation

Dans un bol, mélangez la farine avec la levure chimique et le stévia et remuez.

Ajoutez les myrtilles, le lait, l'huile, les graines de lin, le zeste de citron, l'extrait de vanille et l'extrait de citron et fouettez bien.

Vaporisez votre mijoteuse d'un spray de cuisson, tapissez-la de papier cuisson, versez la pâte à cake, couvrez la mijoteuse et faites cuire à feu vif pendant 1 heure.

Laissez le cake refroidir, coupez-le en tranches et servez.

Bols de poires aux fruits secs

Temps de préparation : 10 minutes
Temps de cuisson : 4 heures
Portions : 12

Ingrédients

- 3 poires, évidées et hachées
- ½ tasse de raisins secs
- 2 tasses de fruits secs
- 1 cuillère à café de gingembre en poudre
- ¼ tasse de sucre de noix de coco
- 1 cuillère à café de zeste de citron

Préparation

Dans votre mijoteuse, mélangez les poires avec les raisins secs, les fruits secs, le gingembre, le sucre et le zeste de citron, remuez, couvrez, faites cuire à feu doux pendant 4 heures.

Répartissez dans des bols et servez froid.

Compote de fraises

Temps de préparation : 10 minutes
Temps de cuisson : 3 heures
Portions : 10

Ingrédients

- 2 cuillères à soupe de jus de citron
- 900 g de fraises
- 4 tasses de sucre de noix de coco
- 1 cuillère à café de cannelle en poudre
- 1 cuillère à café d'extrait de vanille

Préparation

Dans votre mijoteuse, mélangez les fraises avec le sucre de coco, le jus de citron, la cannelle et la vanille, remuez doucement, couvrez et faites cuire à feu doux pendant 3 heures.

Répartissez dans des bols et servez froid.

Prunes pochées

Temps de préparation : 10 minutes
Temps de cuisson : 3 heures
Portions : 6

Ingrédients

- 14 prunes, coupées en deux
- 1¼ tasse de sucre de noix de coco
- 1 cuillère à café de cannelle en poudre
- ¼ tasse d'eau

Préparation

Placez les prunes dans votre mijoteuse, ajoutez le sucre, la cannelle et l'eau, remuez, couvrez, faites cuire à feu doux pendant 3 heures.

Répartissez dans des tasses et servez froid.

Compote de pommes

Temps de préparation : 10 minutes
Temps de cuisson : 1 heure 30 minutes
Portions : 5

Ingrédients

- 5 pommes, coupées et évidées
- 5 figues
- ⅓ tasse de sucre de noix de coco
- ¼ tasse de noix de pécan, hachées
- 2 cuillères à café de zeste de citron, râpé
- ½ cuillère à café de cannelle en poudre
- 1 cuillère à soupe de jus de citron
- 1 cuillère à soupe d'huile de noix de coco
- ½ tasse d'eau

Préparation

Placez les pommes dans votre mijoteuse. Ajoutez les figues, le sucre de coco, les noix de pécan, le zeste de citron, la cannelle, le jus de citron, l'huile de coco et l'eau, mélangez, couvrez et faites cuire à feu vif pendant 1 heure 30 minutes.

Répartissez les pommes et la sauce sur les assiettes et servez.

Cookies aux amandes

Temps de préparation : 10 minutes
Temps de cuisson : 2 heures 30 minutes
Portions : 12

Ingrédients

- 1 cuillère à soupe de graines de lin mélangées à 2 cuillères à soupe d'eau
- ¼ tasse d'huile de noix de coco, fondue
- 1 tasse de sucre de coco
- ½ cuillère à café d'extrait de vanille
- 1 cuillère à café de levure chimique
- 1½ tasse de farine d'amandes
- ½ tasse d'amandes, hachées

Préparation

Dans un bol, mélangez l'huile avec le sucre, l'extrait de vanille et la farine de lin et fouettez.

Ajoutez la levure chimique, la farine d'amandes et les amandes et remuez bien.

Tapissez votre mijoteuse de papier cuisson, étalez le mélange au fond de la mijoteuse, couvrez et faites cuire à feu doux pendant 2 heures 30 minutes.

Laissez refroidir la préparation, coupez-la en morceaux moyens et servez.

Confiture de citron

Temps de préparation : 10 minutes
Temps de cuisson : 3 heures
Portions : 10

Ingrédients

- 900 g de citrons, lavés, pelés et coupés en tranches
- 900 g de sucre de noix de coco
- 1 cuillère à soupe de vinaigre

Préparation

Dans votre mijoteuse, mélangez les citrons avec le sucre de coco et le vinaigre, remuez, couvrez et faites cuire à feu vif pendant 3 heures.

Répartissez dans des bocaux et servez froid.

Confiture de cerises

Temps de préparation : 10 minutes
Temps de cuisson : 3 heures
Portions : 6

Ingrédients

- 4 tasses de cerises dénoyautées
- 2 tasses de sucre de noix de coco
- 2 cuillères à soupe de jus de citron
- 3 cuillères à soupe de gélatine vegan

Préparation

Dans votre mijoteuse, mélangez le jus de citron avec la gélatine, les cerises et le sucre de coco, remuez, couvrez et faites cuire à feu vif pendant 3 heures.

Répartissez dans des tasses et servez froid.

Conversion des unités de mesure

Conversion de mesure liquide - tasse en millilitre	
1/8 cuilliere à thé =	0.5 ml
1/4 cuilliere à thé =	1.25 ml
1/2 cuilliere à thé =	2.5 ml
1 cuilliere à thé =	5 ml
1 1/2 cuilliere à thé =	7.5 ml
1/4 cuilliere à thé =	4 ml
1/2 cuilliere à thé =	7.5 ml
1 cuilliere à thé =	15 ml
1/8 tasse =	30 ml
1/4 tasse =	60 ml
1/3 tasse =	80 ml
3/8 tasse =	90 ml
1/2 tasse =	125 ml
5/8 tasse =	150 ml
2/3 tasse =	160 ml
3/4 tasse =	180 ml
7/8 tasse =	210 ml
1 tasse =	250 ml
1 1/4 tasse =	300 ml
1 1/2 tasse =	375 ml
1 3/4 tasse =	475 ml
2 tasse =	500 ml
3 tasses =	750 ml
4 tasse =	1000 ml = 1 litre
8 tasse =	2000 ml = 2 litre

Conversion souvent utilisée pour les recettes (Solide)

30 ml de beurre =	1/8 tasse
60 ml de beurre =	1/4 tasse
120 ml de beurre =	1/2 tasse
100 grammes de beurre =	1/4 tasse
200 grammes de beurre =	1/2 tasse
300 grammes de beurre =	3/4 tasse
62 ml de sucre =	1/4 tasse
125 ml de sucre =	1/2 tasse
250 ml de sucre =	1 tasse
40 grammes de sucre =	50 ml
60 grammes de sucre =	75 ml
80 grammes de sucre =	100 ml
250 ml de cassonade =	1 tasses
500 ml de cassonade =	2 tasses
5 ml de poudre a pate =	1 cuillere a the
1/4 tasse de margarine =	50 grammes
1/2 tasse de margarine =	100 grammes
3/4 tasse de margarine =	150 grammes
1 tasse de margarine =	200 grammes
1 cuillère a soupe de beurre =	15 grammes
1/2 tasse de beurre =	100 grammes
1 tasse de beurre =	200 grammes
1/2 tasse de farine =	58 grammes
1 tasse de farine =	115 grammes
2 tasse de farine =	230 grammes
1/2 tasse de sucre a glacer =	75 grammes
1 tasse de sucre a glacer =	150 grammes
1 1/3 tasse de flocon d'avoine =	100 grammes